每天3分钟，改善孩子视力的护眼游戏

[日] 本部千博 编著

韩建平 译

中国水利水电出版社
www.waterpub.com.cn

·北京·

通过眼部肌肉的训练游戏，90% 的视力低下者得到改善！

近年来，幼儿园的儿童及小学生佩戴眼镜已经屡见不鲜了。

孩子们的视力在逐渐下降已是一个事实。

普遍认为视力下降的主要原因是便携式游戏机的普及和学习形式的改变。

近距离、不改变方向以及持续特定部位的注视，造成了眼睛晶状体运动肌（也叫眼肌）的僵硬，使之收缩困难，随之焦点的调整也变得困难。

这就是俗称的"假性近视"。

这些视力低下的儿童基本上都是"假性近视"。

其实现在已经明确，这种"假性近视"可以通过运动来锻炼眼部肌肉得到恢复。

　　本书非常实用。它用迷宫、找不同、找图等游戏，使儿童在快乐中让过度玩游戏或者过度学习造成的僵硬眼肌的柔软性得到恢复，进而达到改善视力的目的。

　　视力恢复了身体也会变好，更可以激发干劲！

　　那就让大人和孩子一起来挑战眼肌训练的游戏吧！

眼科医生　本部千博

眼科专家策划
每日仅用3分钟
让孩子们的视力快速得到改善
训练游戏

让孩子们的视力快速恢复的训练游戏

专栏

64 用纸杯线球游戏改善视力！

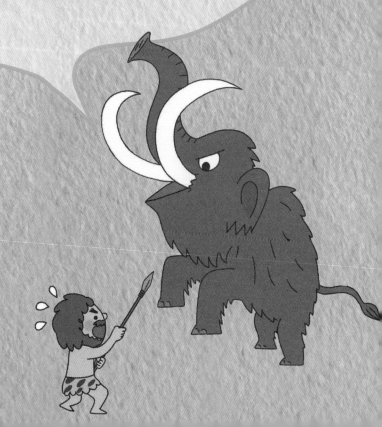

视力低下、近视正在逐渐年轻化

虽然只做了理所当然的事

超负荷用眼的元凶是它！

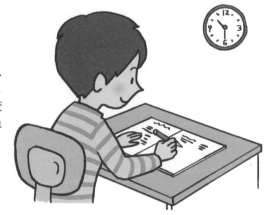

长时间玩游戏或看智能设备

视力 1.0 以下的孩子的比例

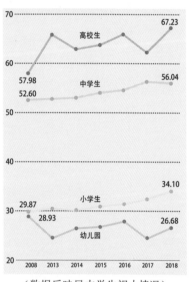

（数据反映日本学生视力情况）

长时间学习和看书

由于视野的窄小、总是盯着近处看，眼球活动的机会变少，自然眼球的负担变重

长时间、持续地在狭小的视野范围内使用眼睛，就容易变成"近视"

你是否知道日本是世界上的 [近视大国] 呢？普遍认为造成这种现状的原因与勤奋认真的性格、居住空间的狭小有着很大的关系。

特别是近些年，在托儿所、幼儿园、小学低年级中出现了视力减退的现象，并且这个现象正在逐渐地、严重地小龄化。

普遍认为造成这种事实的原因是过度玩游戏。

人如果长时间、持续地聚焦狭小的范围，就会造成眼肌紧张与疲劳，而后就会容易产生"近视"、视野变狭小。这个道理同样适用于学习和看书。总而言之，无论何事，做过了就不好。

还有一个原因就是"姿势不正"。躺着玩游戏、不能保持正确的学习姿势、打破了正确的视线平衡，就会造成眼肌负担过重。

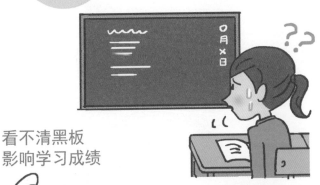

如果眼部疲劳了、变近视了……

碰撞物体的情况增加、看东西时经常眯眼都说明有可能出现了视力下降。

危害的不仅是眼睛

看不清黑板
影响学习成绩

未来找工作难

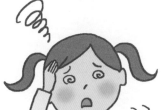

容易头晕和头疼

在戴眼镜或者配隐形眼镜前，请考虑用眼部训练来改善视力！

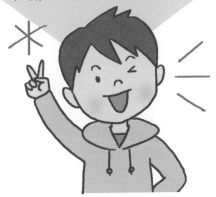

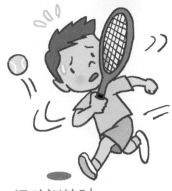

运动训练时
不方便

通过这些训练，在快乐中也可以有效地防止视力下降

视力低下或近视，会严重影响学习、运动及日常生活。

看不清黑板和书本、眼疲劳会造成不能集中注意力听老师讲课，使得学习效率下降。还可能会由于打球及其他运动的日常练习不能正常进行而烦恼，更有甚者会造成头晕、头疼。

如果感觉孩子的视力有所下降，在演变成近视前按照本书的"改善视力的训练游戏"反复做，就能起到防止视力下降、改善视力、进而改善视力健康的效果。

与成年人相比，孩子的"自然治愈力"会更强，越早开始，效果越好。如有视力下降或者眼部疲劳的感觉，请马上试着练习练习。

9

在了解眼部结构的基础上，让我们一起来做训练！

物体可视的眼部结构

人眼成像原理

人的眼角膜和晶状体分别折射了外部光线的 70% 和 30%，与视网膜相交后成像。通常这一连串的动作在瞬间完成。

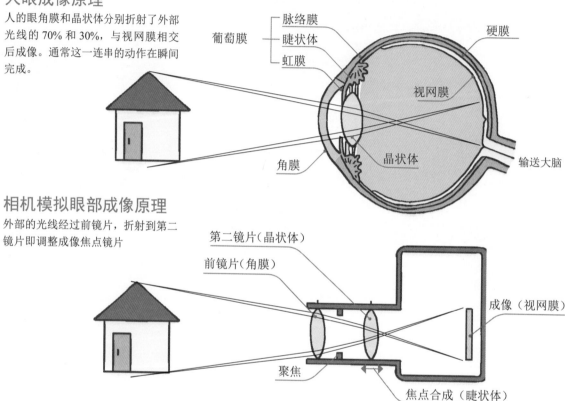

脉络膜
葡萄膜
睫状体
虹膜
硬膜
视网膜
角膜
晶状体
输送大脑

相机模拟眼部成像原理

外部的光线经过前镜片，折射到第二镜片即调整成像焦点镜片

第二镜片（晶状体）
前镜片（角膜）
成像（视网膜）
聚焦
焦点合成（睫状体）

通过锻炼眼部周围的肌肉来缓解"眼部的运动不足"！

为了"使视力快速恢复的训练游戏"的效果得以体现，我们预先了解一下眼部构造。

人看见东西的原理和相机相似。外部来的光线经过眼角膜的大角度的向内折射，通过瞳孔、最后通过晶状体再次折射到视网膜并成像。成像信息传送给大脑，大脑经过判断知道可以看见什么，然后就有了这个物体可视的认知。

成像时需要调整焦点让图片清晰。眼睛是通过睫状体的收缩来控制晶状体的薄厚。远处焦点合成时晶状体变薄，反之近处焦点合成时晶状体变厚，这就是睫状体肌的调节。

持续近距离地看游戏机、手机、漫画、教科书后，睫状体肌会感到过度紧张，这样

如果是假性近视……

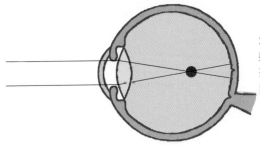

角膜和晶状体折射外部光线的折射角度变大，图像在视网膜前就聚焦，导致最终投射到视网膜的图像不清晰。

一起在玩游戏中改善视力！

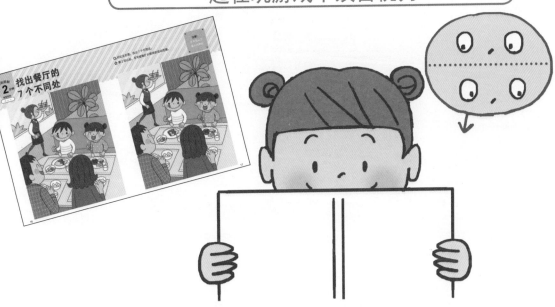

就造成睫状体肌的血管收缩、血液循环变差，带来睫状体肌的工作能力下降，聚焦合成变难，最终造成视力变差。

　　眼部周围的肌肉不止有睫状体肌。由于有支撑眼球的强大肌肉——外眼肌（眼球移动肌）边运动边调整平衡，才可以让眼球灵活活动。这个外眼肌也会因为长时间的、近距离地看东西，活动减少，进而造成"运动不足"。同时，运动不足让血液循环变差，

最终造成视力变差。

　　为了防止视力变差，每天让眼球运动起来，让睫状体肌和外眼肌运动不足的情况得到缓解是非常重要的，也就是眼部"肌动"非常的重要。这也许会被认为太辛苦、太艰难了，其实通过找不同、走迷宫之类的游戏，就可以在开心地玩游戏中锻炼眼部肌肉。

挑战视力恢复游戏!

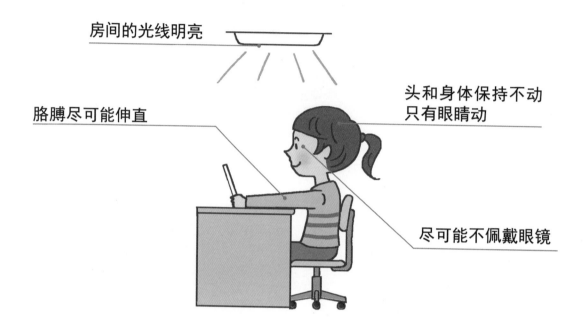

房间的光线明亮

胳膊尽可能伸直

头和身体保持不动
只有眼睛动

尽可能不佩戴眼镜

本书的基本规则

本书提供了"找不同""迷宫""寻找""描轮廓""文字接龙""配对"6种游戏。

在娱乐中锻炼了眼部的肌肉,加快了眼部的血液循环,给眼部提供充足的叶酸和养分,使眼的机能得以更好地运作。

为了让眼部的肌肉有效地得到锻炼,所有的游戏都应注意以下几点。

尽可能不佩戴眼镜

在不佩戴眼镜或隐形眼镜的状态下进行。但是如果看着太模糊,在矫正视力的状况下进行也可以。

在正确的坐姿下进行

调整左右位置,使鼻头对准画的中间,在此基础上保持头和身体不动,只有眼睛动。

每天都做

这些训练游戏早、中、晚做都有效果,特别推荐每晚睡前做。

虽然效果的好坏会因人而异,即使没有马上感受到效果,每天坚持做是防止视力低下和改善视力的秘诀。

为了使本书提供的游戏效果达到最好

找不同
(16～29 页)

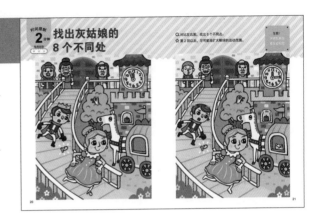

- 找出左右图的不同处。用左右眼各做一次算一回。
- 因为右图和左图来回看，图的每一个角落点都要看到，所以使眼部肌肉得到锻炼。
- 对于处理眼部信息的大脑也是一个有益的刺激。
- 第 2 回以后，对于不同点已经知道了，这时就要有意识地加大眼球的运动范围。

迷宫
(30～41 页)

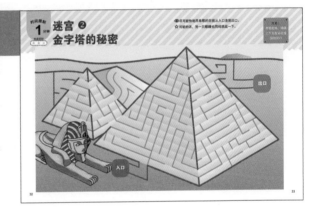

- 用单眼寻找从入口到出口的路径的游戏。左右眼各做一次算一回。
- 找路的同时眼睛要上下左右地运动，对眼睛和大脑都是一个锻炼。
- 不要总想着找路径，如能有意识地运动眼肌，效果会更好。
- 到出口的路径越复杂，眼部运动和大脑工作的时间越长，这样会有效地改善血液循环。

寻找！
(42～51 页)

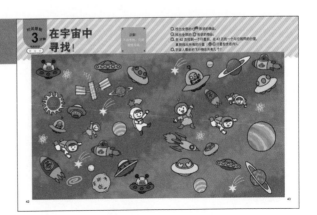

- 这是在一张图中寻找指定的物品、图形、特定的文字的游戏。
- 要做到看到图的每一个角落，让眼部多运动。
- 需要仔细辨别指定的东西，在纷乱的图中寻找，达到眼部运动、改善血液循环的目的。
- 第 2 回以后可以挑战在更短时限内寻找。

描轮廓
(52～55 页)

- 用点线描一般图形或剑突型图形的轮廓的游戏。左右眼各做一次算一回。
- 此游戏不同于看物辨别，而是有意识地让眼睛向各个方向运动，从而使眼部肌肉得到伸展，达到恢复肌肉的柔软性的目的。
- 此游戏也可以刺激大脑、拓宽视野（也就是眼睛不动时可以看到的范围），从而使得视力更容易恢复。

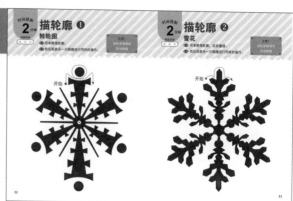

文字接龙
(56～59 页)

- 眼睛上下左右地动着，按从大到小或从小到大的顺序顺接数字，文字是按成语顺序接，整个过程既要用眼分辨还要用大脑计数，所以这是一个眼和脑都可以得到锻炼的游戏。
- 左右眼各做一次算一回。
- 整个识别过程比较花时间，所以眼和脑都能得到锻炼。

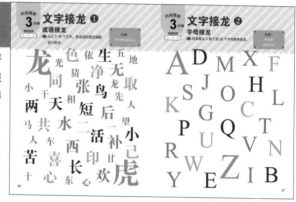

配对
(60~63 页)

- 该游戏是单眼、按照正确的方向找出匹配者的游戏。
- 左右眼各做一次算一回。
- 沿着开始的一端、眼睛上下左右地运动着寻找，对眼和脑都是有益的锻炼。
- 如不仅沿着开始端的线跟踪着寻找，还能有意识地让眼睛充分运动的话，效果会更好。
- 越是复杂的配对，眼球的活动时间和大脑的工作时间越长，血液循环越能得到改善。

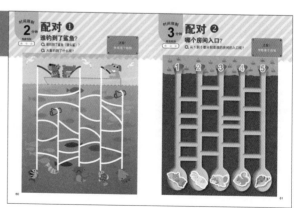

让孩子们的视力快速改善的训练游戏

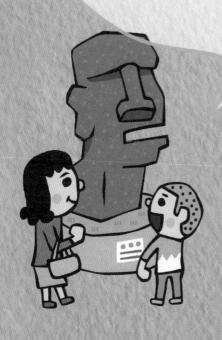

找出餐厅的 7 个不同处

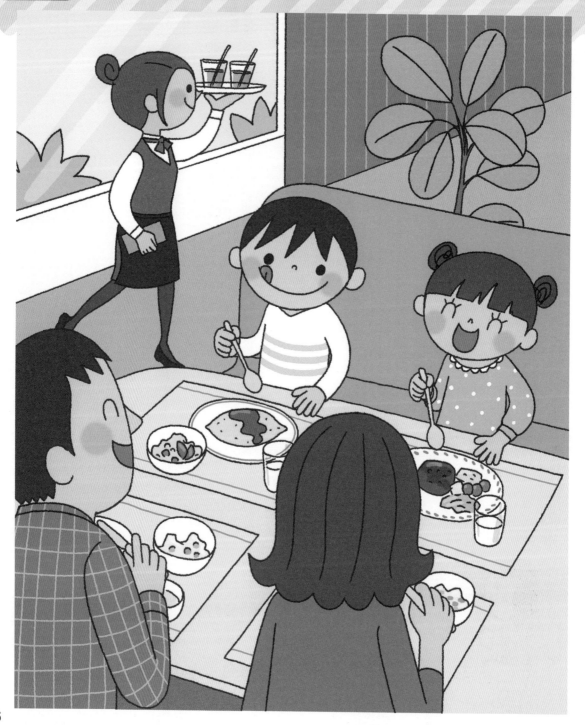

Q 对比左右图，找出 7 个不同点。
☆ 第 2 回以后，尽可能地扩大眼球的活动范围。

注意!
用单眼来回
看左右的图

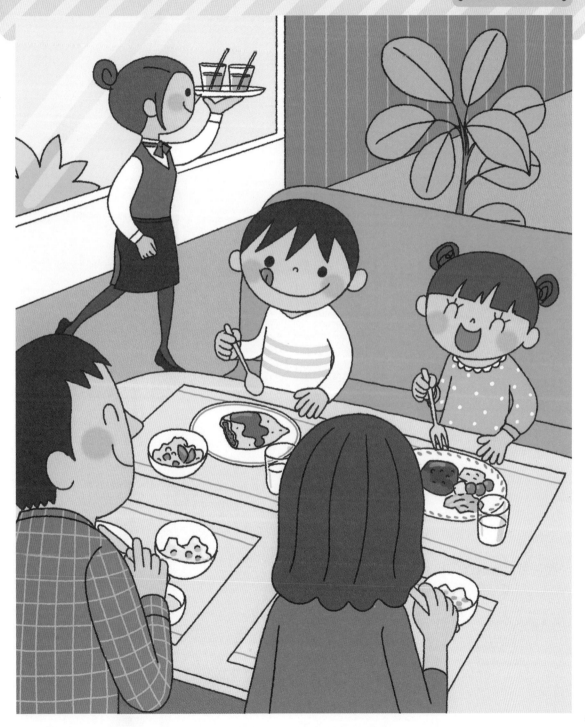

找出原始时期的 7 个不同处

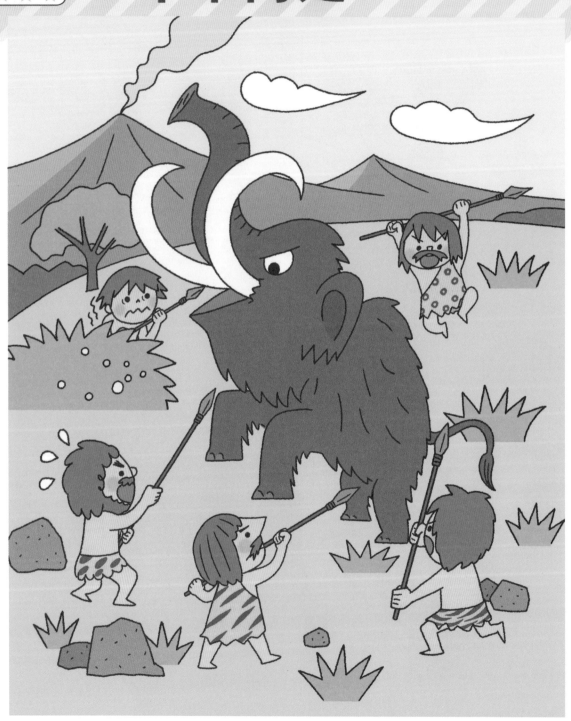

对比左右图，找出 7 个不同点。

☆ 第 2 回以后，尽可能地扩大眼球的活动范围。

注意!
用单眼来回
看左右的图

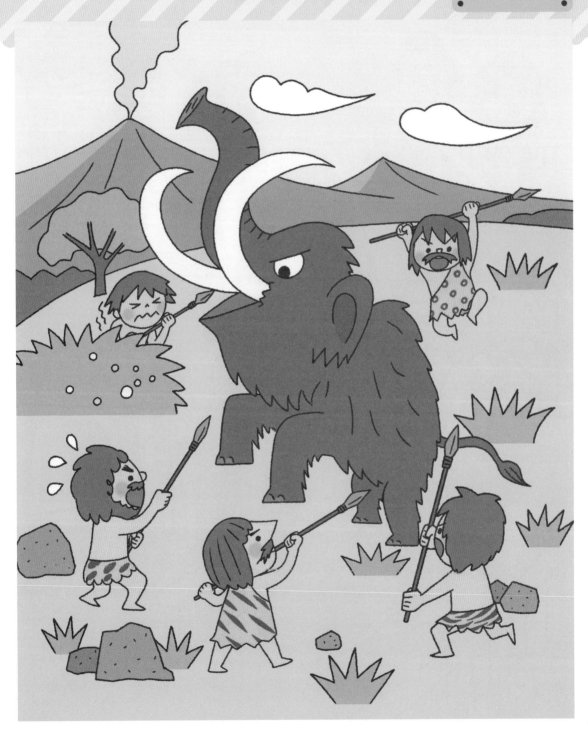

找出灰姑娘的 8 个不同处

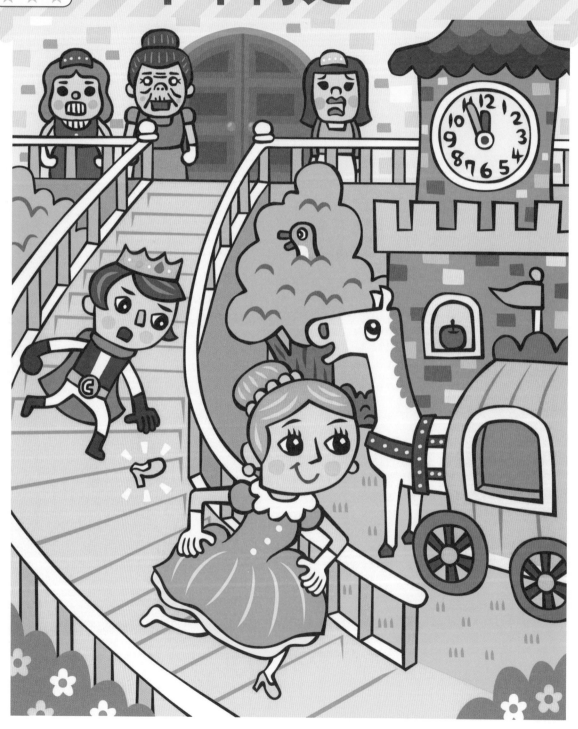

対比左右图，找出 8 个不同点。

☆ 第 2 回以后，尽可能地扩大眼球的活动范围。

注意!
用单眼来回
看左右的图

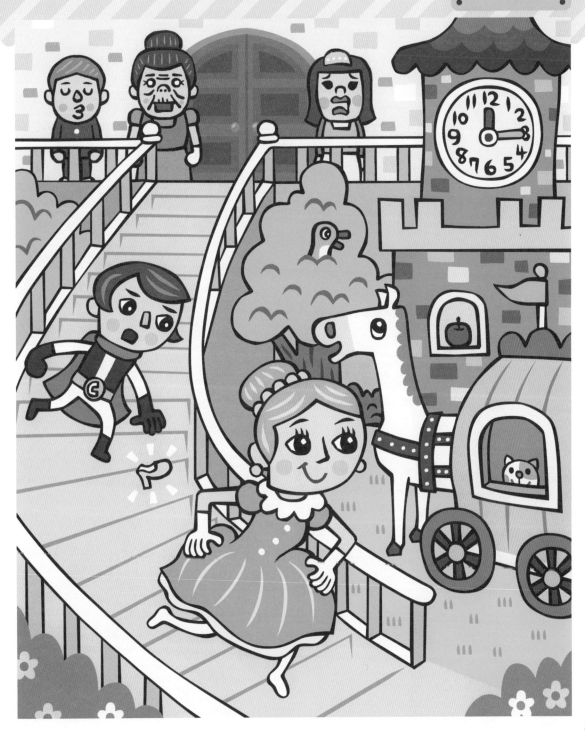

找出马戏团的 8 个不同处

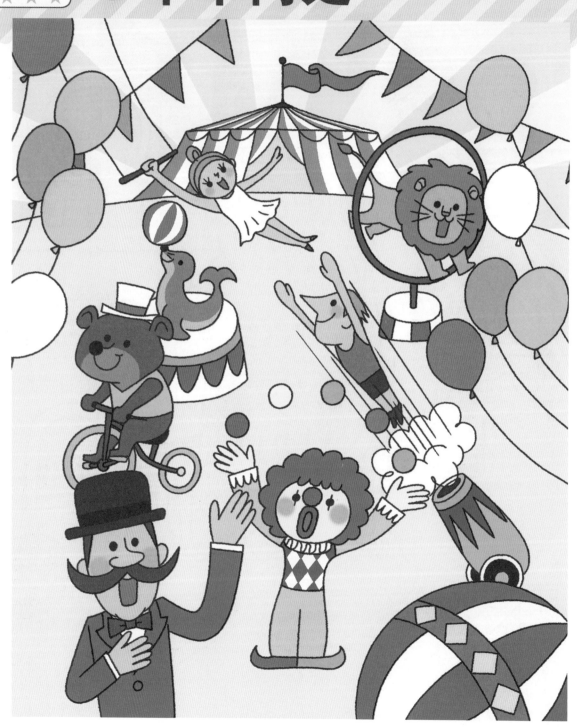

对比左右图，找出 8 个不同点。

☆ 第 2 回以后，尽可能地扩大眼球的活动范围。

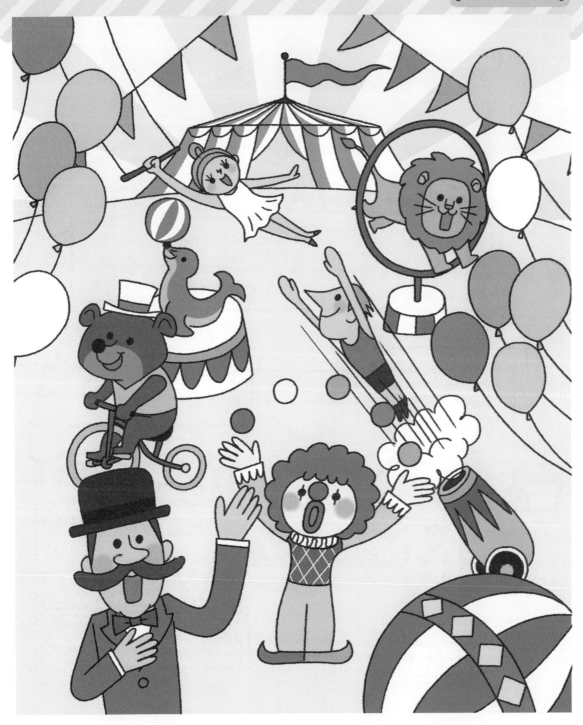

找出面包房的 10 个不同处

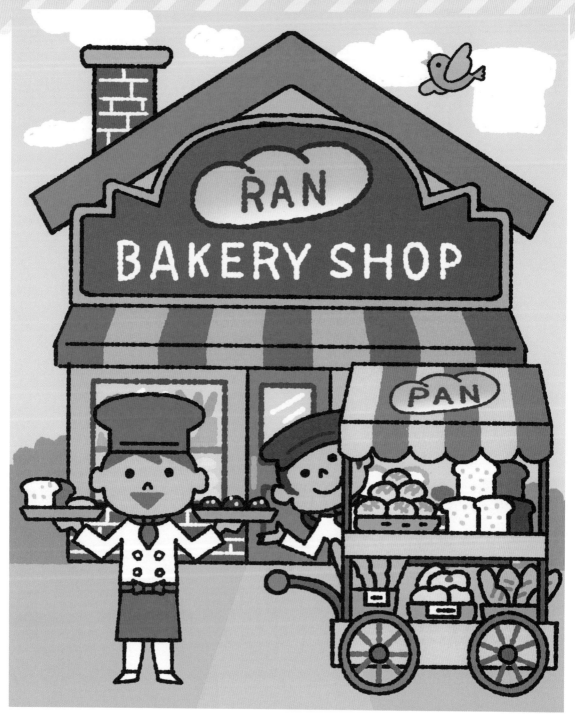

对比左右图，找出 10 个不同点。

☆ 第 2 回以后，尽可能地扩大眼球的活动范围。

注意!
仔细查看并比较
左右图的细节

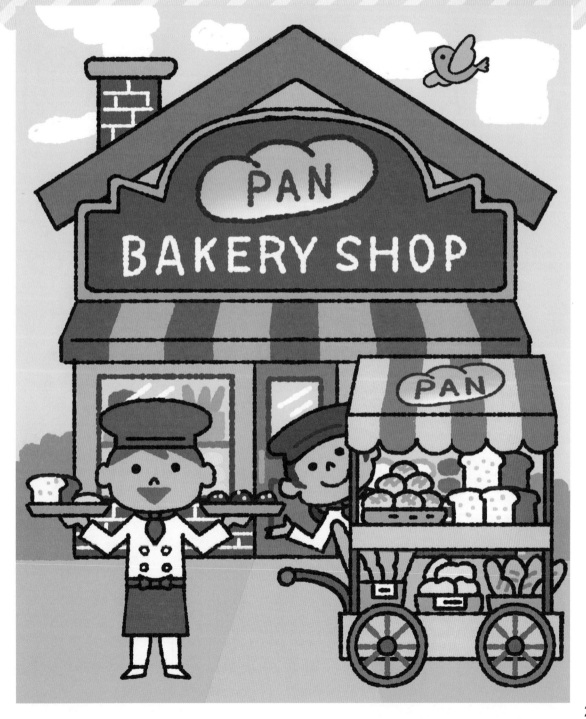

找出博物馆的 10 个不同处

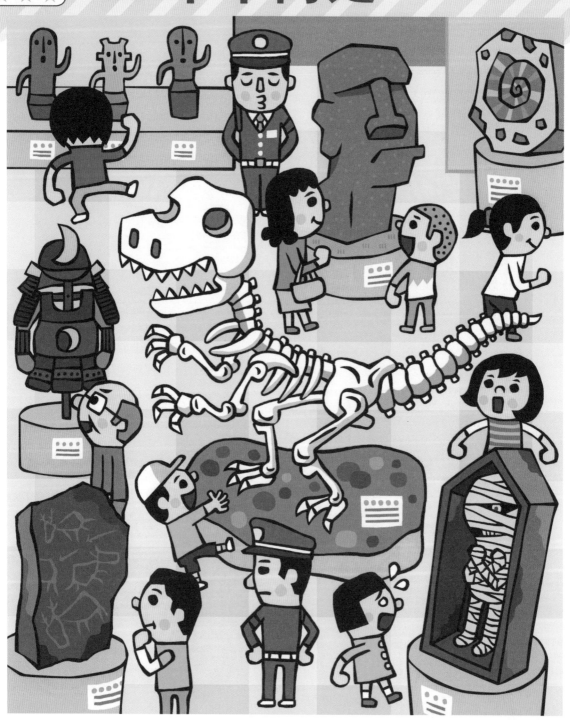

对比左右图，找出 10 个不同点。

第 2 回以后，尽可能地扩大眼球的活动范围。

注意!
有意识地
活动眼睛

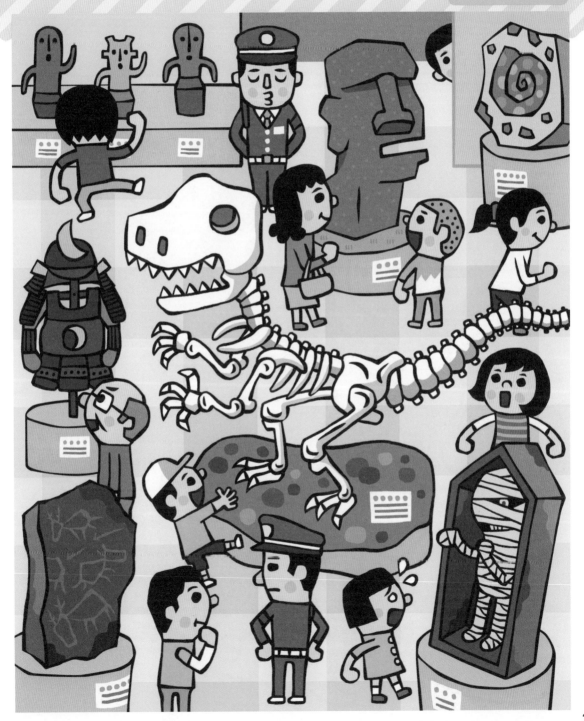

27

找出江户街的 12 个不同处

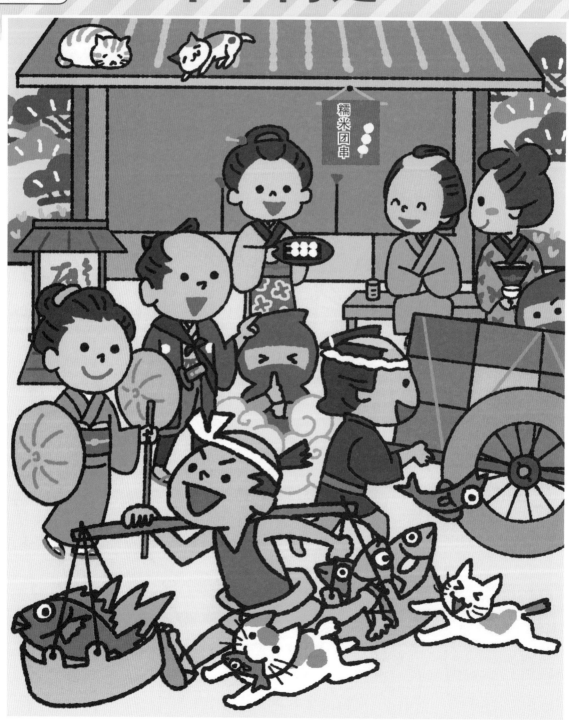

对比左右图，找出 12 个不同点。

第 2 回以后，尽可能地扩大眼球的活动范围。

注意!
有意识地
活动眼睛

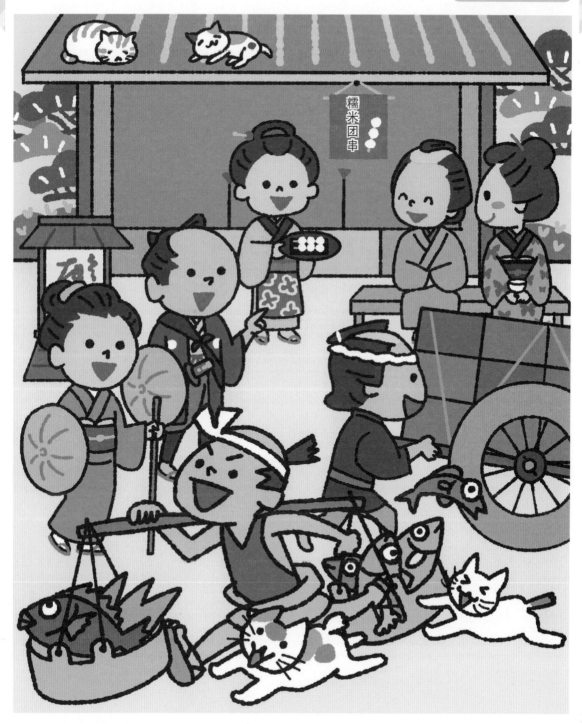

迷宫 ❶
快速到达指定地点！

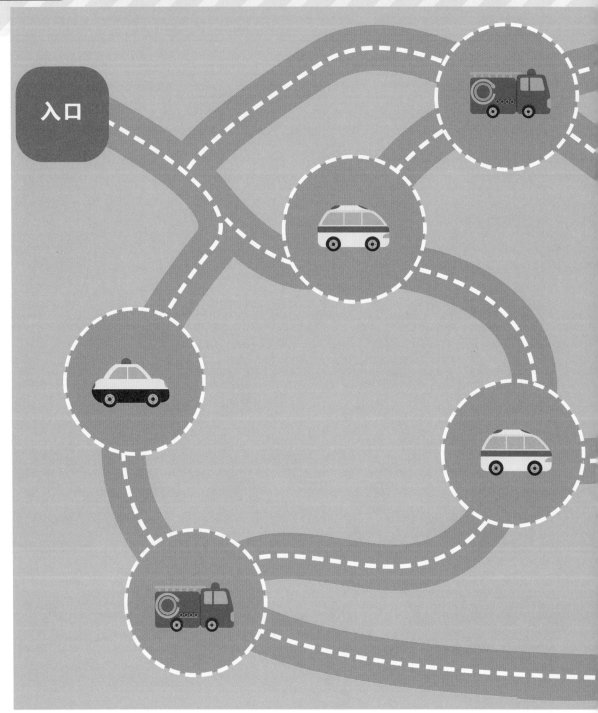

入口

👁 用单眼从入口找到出口。
☆ 另一只眼睛也同样挑战一下。
🔍 依次按照消防车、急救车、警车顺序通过。
☆ 每条路只能走一次。
🔍 必须通过所有的车辆且每辆车只过一次。

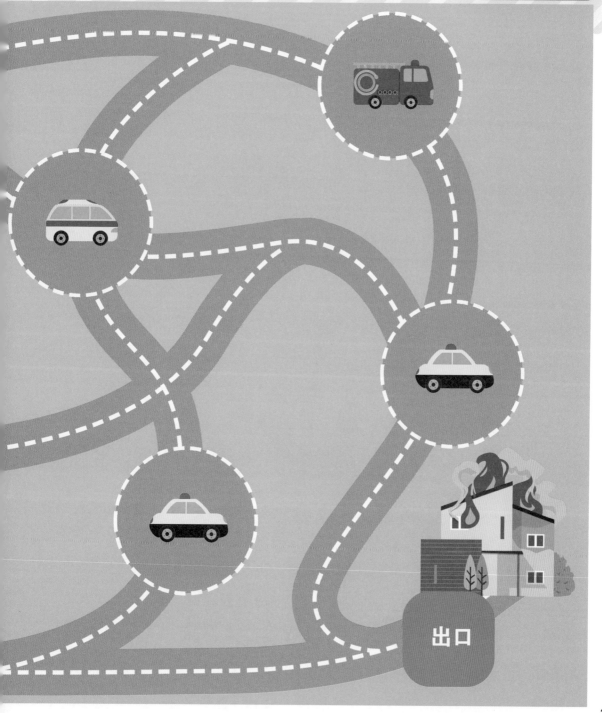

出口

迷宫 ❷
金字塔的秘密

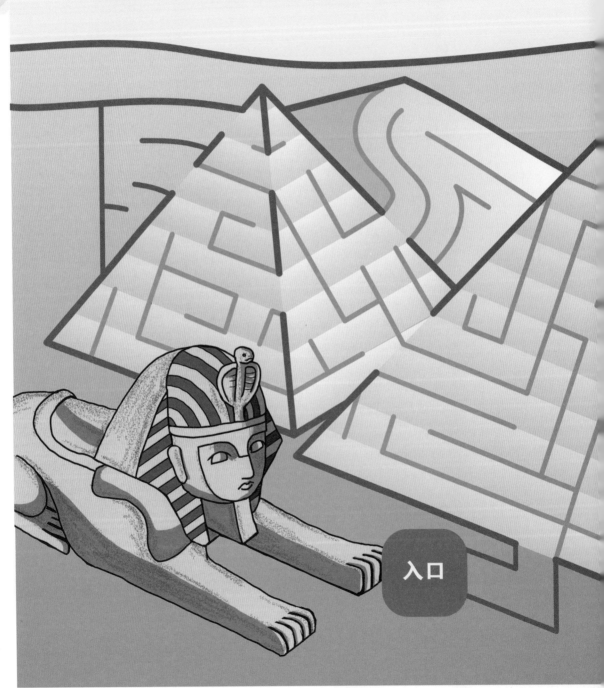

入口

👁️尽可能快地用单眼从入口走到出口。

☆另一只眼睛也同样挑战一下。

注意!
单眼轮换，眼睛
上下左右运动找
路径前行

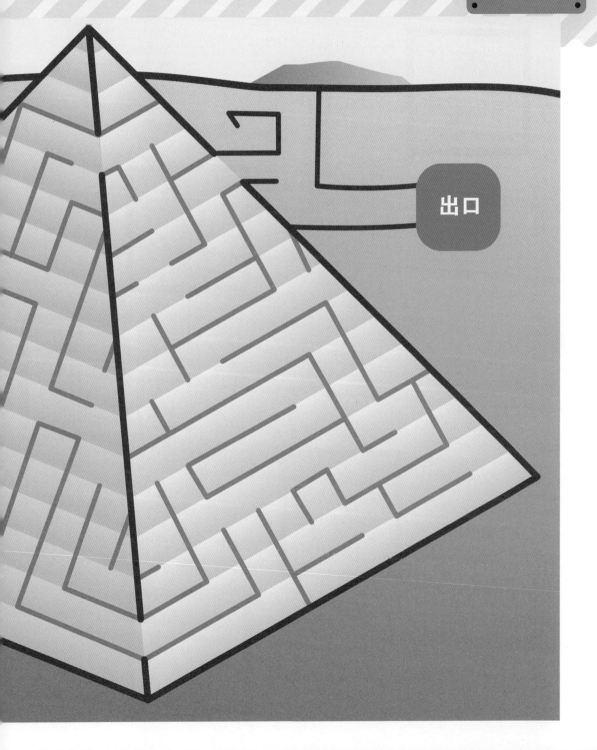

出口

迷宫 ❸
做花束！

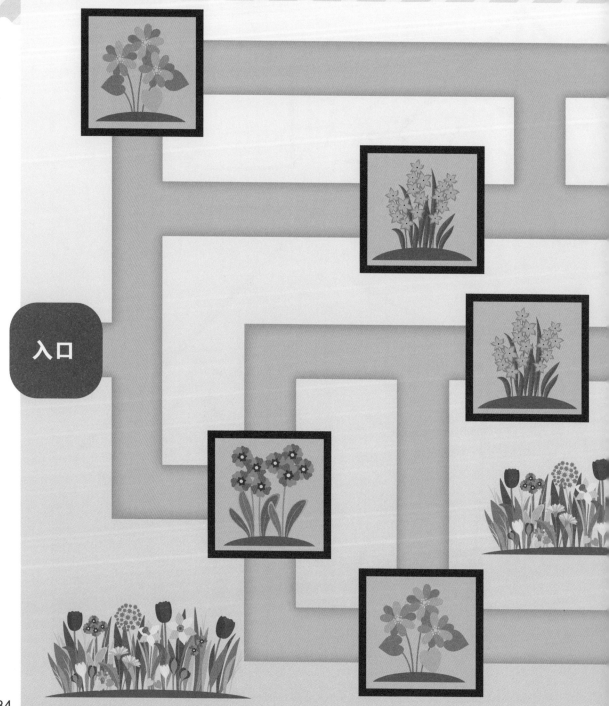

👁 尽可能快地用单眼从入口走到出口。

另一只眼睛也同样挑战一下。

✿ 按照蓝色、黄色、粉色花的顺序依次采花前行。

注意！
单眼轮换，眼睛
上下左右运动找
路径前行

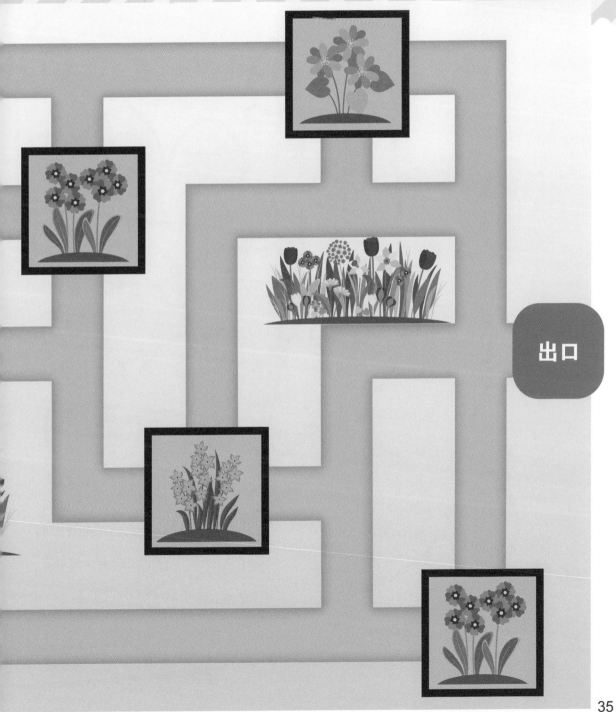

出口

迷宫 ④
生日蛋糕

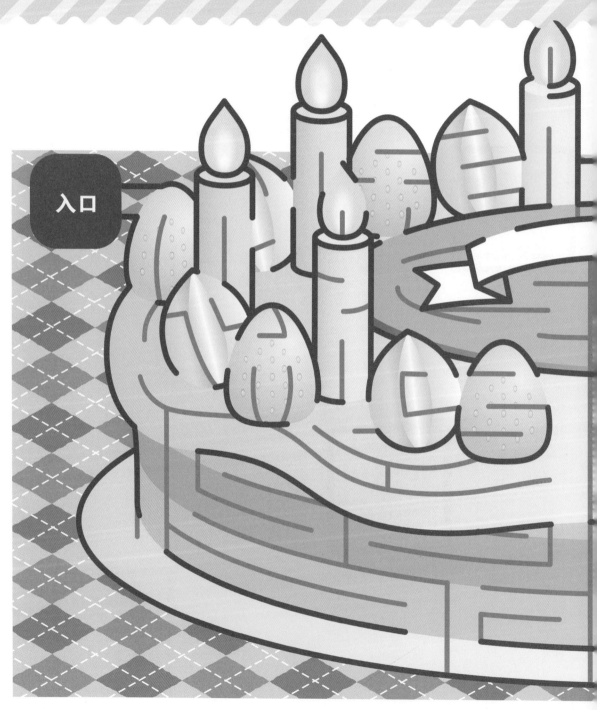

入口

👁 尽可能快地用单眼从入口走到出口。

☆ 另一只眼睛也同样挑战一下。

注意！
在行走路径的同时有意识地让眼睛动起来

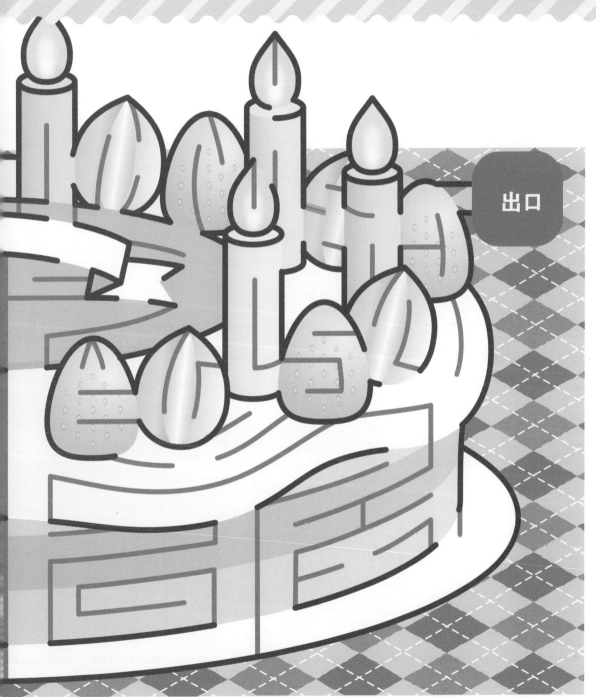

出口

迷宫 ❺
逃离城堡！

入口

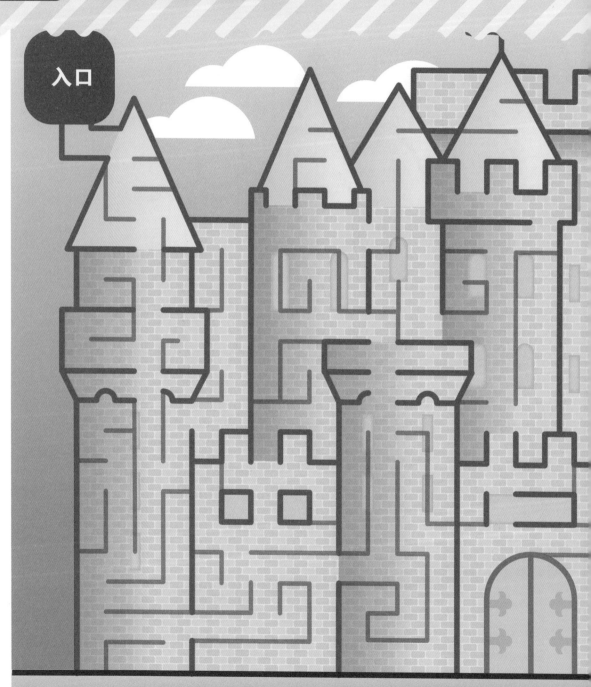

👁尽可能快地用单眼从入口走到出口。

☆另一只眼睛也同样挑战一下。

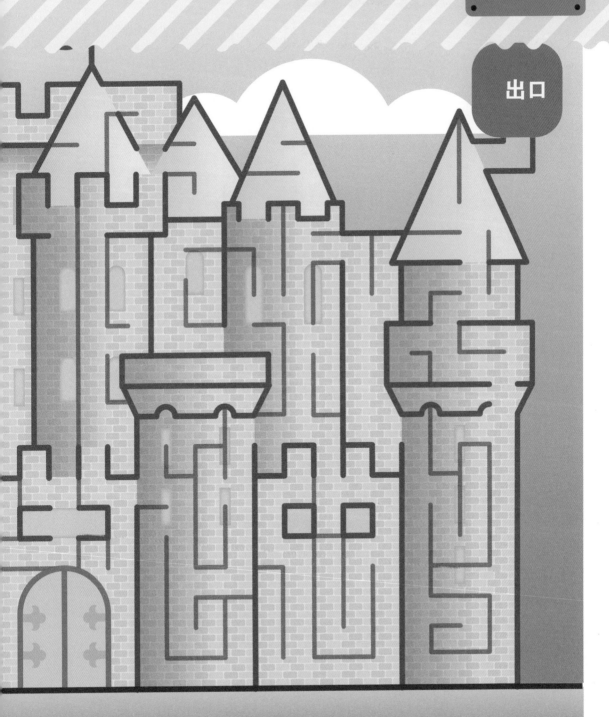

出口

迷宫 ❻
穿越云层！

入口 →

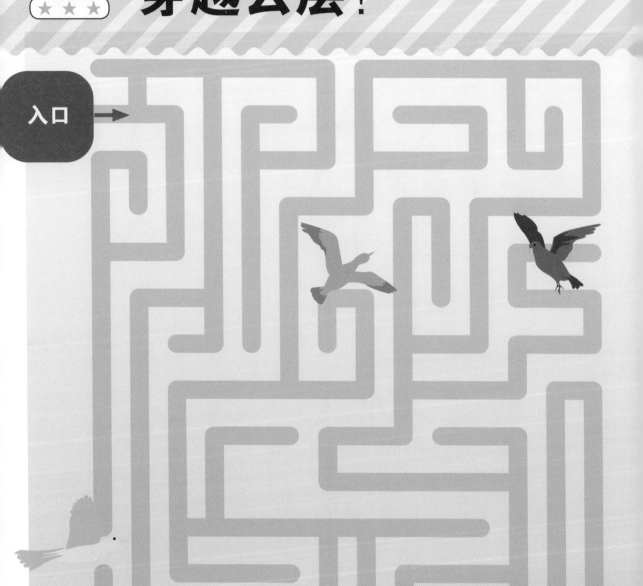

👁尽可能快地用单眼从入口走到出口。

☆另一只眼睛也同样挑战一下。

注意!
在行走路径的同
时有意识地让
眼睛动起来

出口

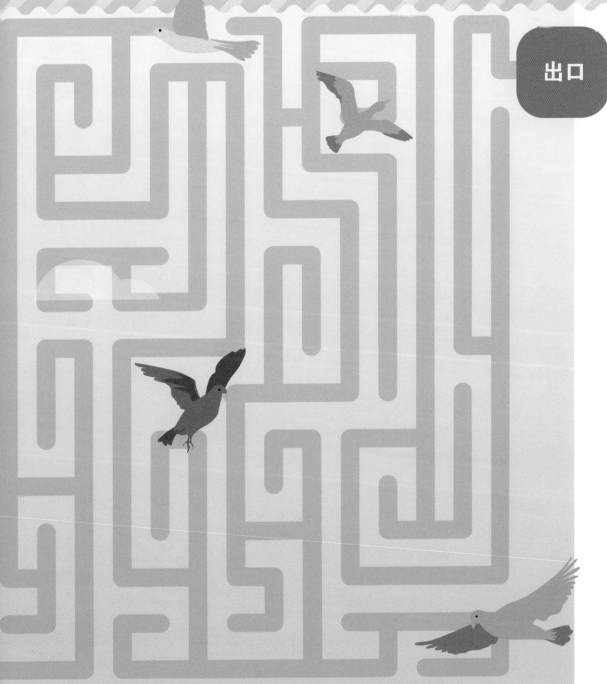

在宇宙中寻找！

注意！
不借助手指，只用视线寻找

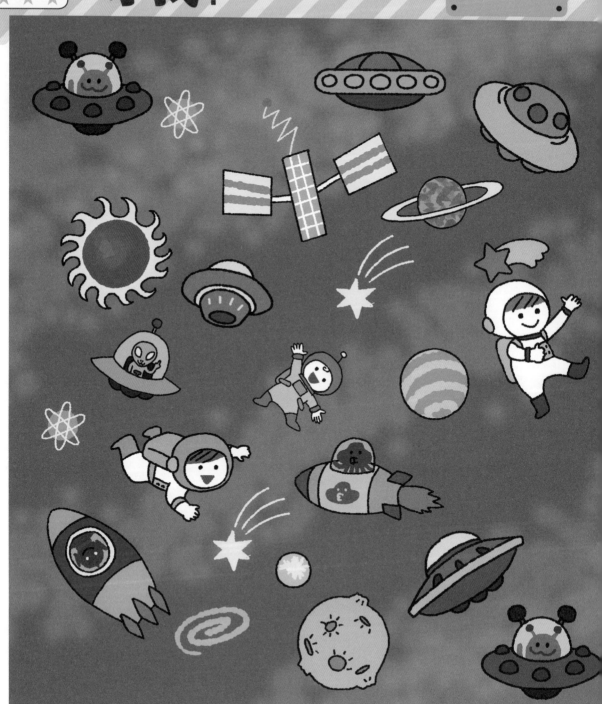

找出全部的 ☄ 形状的物品。

找出全部的 ✿ 形状的物品。

在 42 页找到一个行星后，在 43 页找一个与它相同的行星，
直到找出所有的行星（🪐🌝 行星包含在内）。

宇宙人乘坐的飞行物总共有几个？

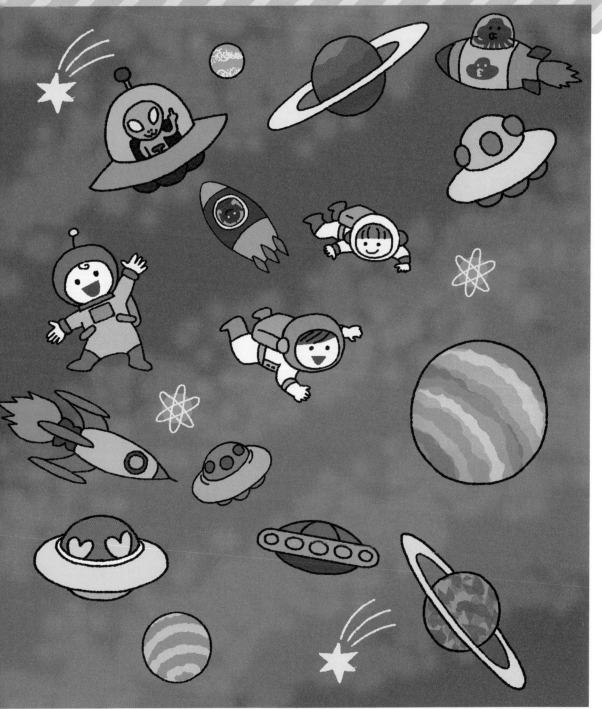

在深海中寻找！

注意!
不借助手指，只用视线寻找

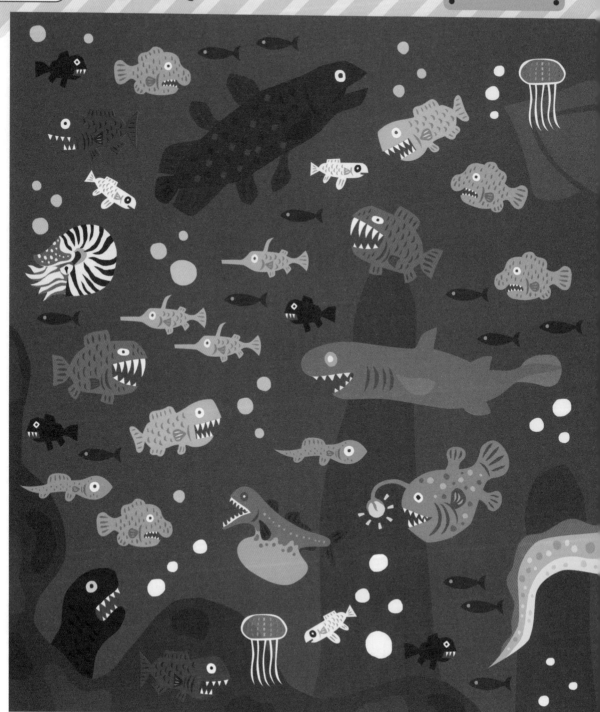

Q 找出 形状的所有深海鱼。

Q 按顺序依次找出 形状的深海鱼。

Q 形状的深海鱼有多少条？

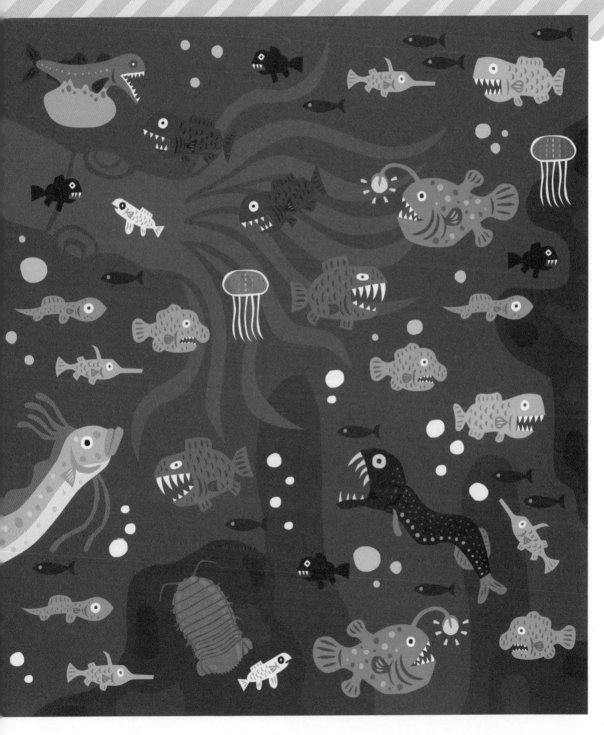

在节日活动中寻找！

注意！
不借助手指，只
用视线寻找

吃食

苹果糖

炒面

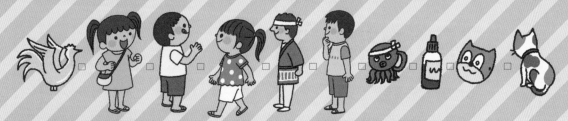

按照上图的顺序依次找出所有图像，还可逆序再找一遍。

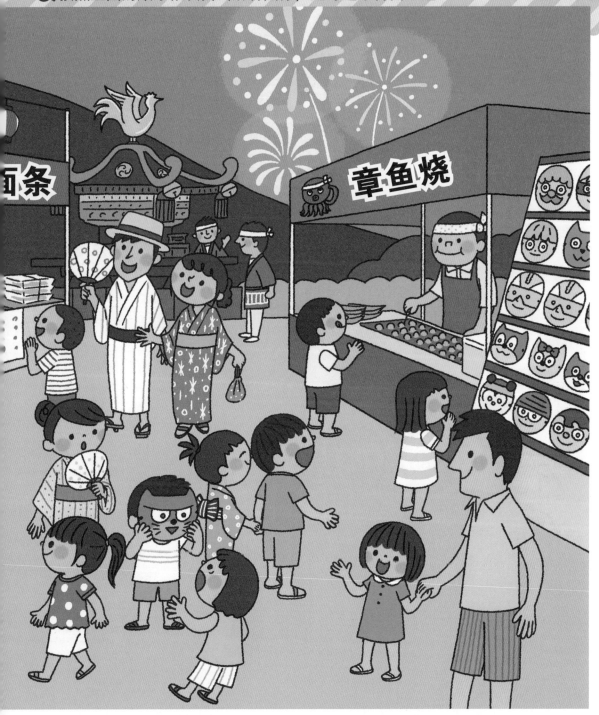

在动物园中寻找!

注意!
第 2 回开始
缩短时限

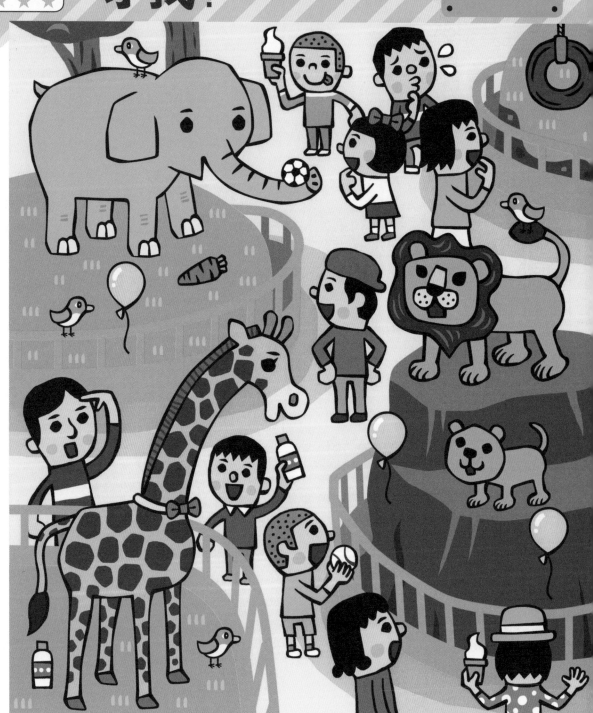

按蝴蝶结🎀、冰激凌🍦、帽子🎩、动物粪便💩的顺序找出全部的此类物品。

按气球🎈、软饮料瓶🍼的顺序找出全部的此类物品。

总共有多少只蓝鸟🐦。

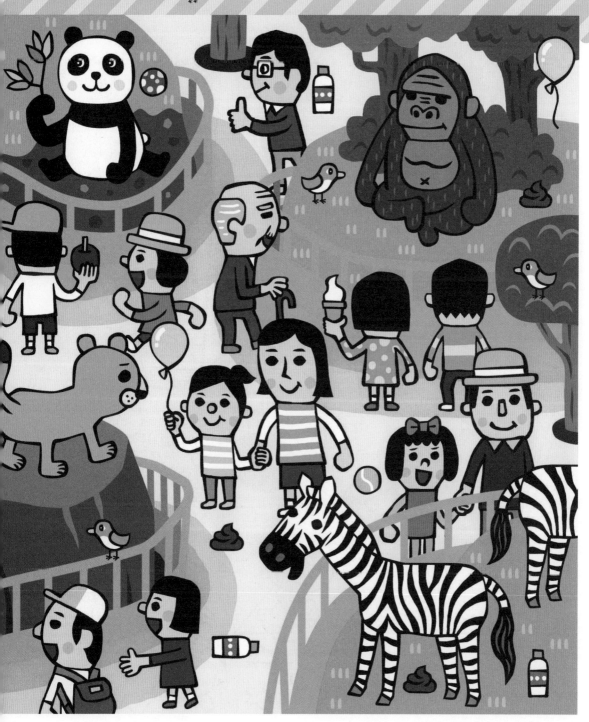

在海边寻找！

注意!
第 2 回开始
缩短时限

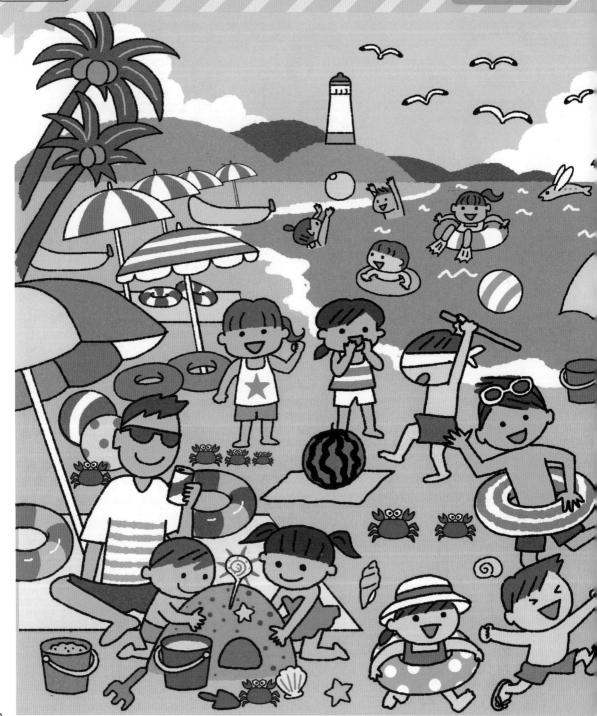

🔍 螃蟹在左右页都有，在 50 页找到一只后，在 51 页找到同样的一只。可能的话，
　救生圈也用同样的方式找一下。

🔍 在图中找出男女各 11 人，先找到全部的男孩，再找到全部的女孩。

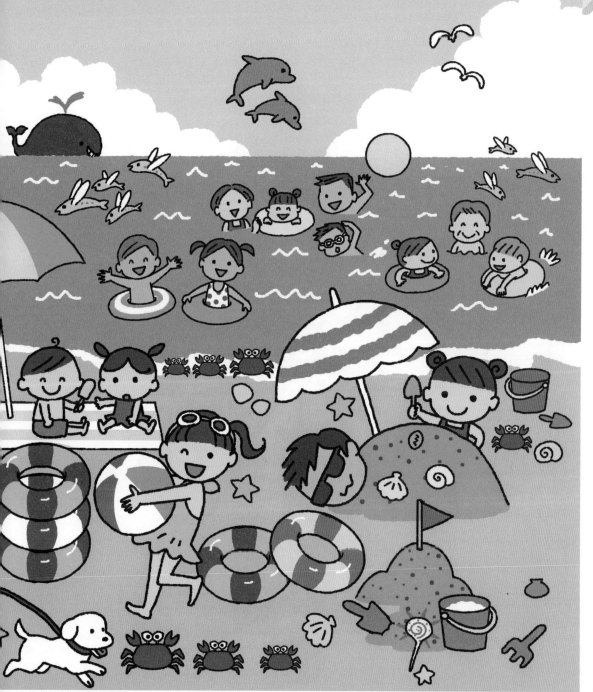

时间限制

2分钟

难度级别

★ ★ ★

描轮廓 ①
转轮图

👁 用单眼描轮廓。

👁 然后再换另一只眼睛进行同样的操作。

注意!
按轮廓慢慢地
移动眼睛

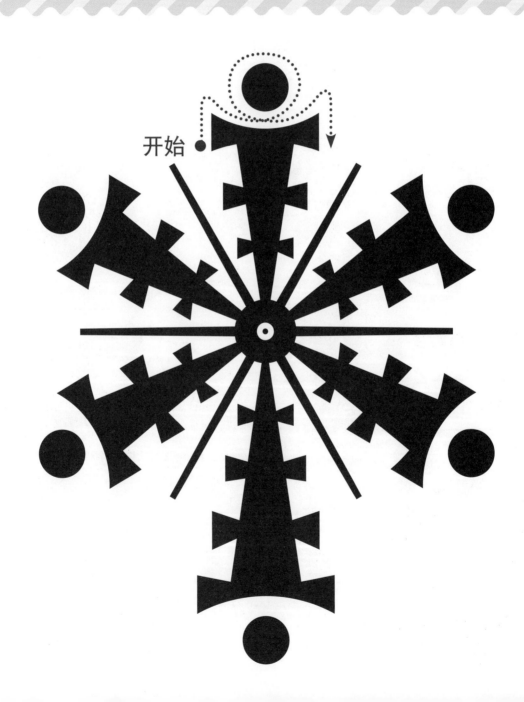

开始

52

描轮廓 ❷

雪花

👁 用单眼描轮廓，目视着描。

👁 然后再换另一只眼睛进行同样的操作。

注意！
按轮廓慢慢地
移动眼睛

开始

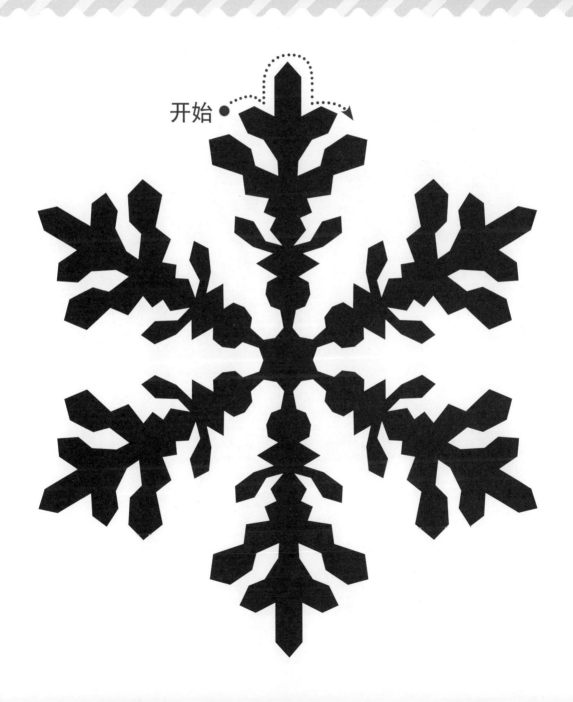

描轮廓 ❸

怪兽

👁 用单眼描轮廓。

👁 然后再换另一只眼睛进行同样的操作。

注意!
按轮廓慢慢地
移动眼睛

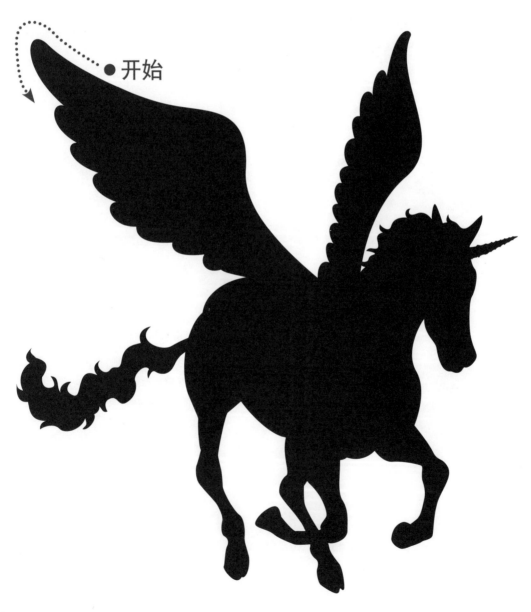

● 开始

描轮廓 ④

蝴蝶

 用单眼描轮廓。

 然后再换另一只眼睛进行同样的操作。

注意!
按轮廓慢慢地
移动眼睛

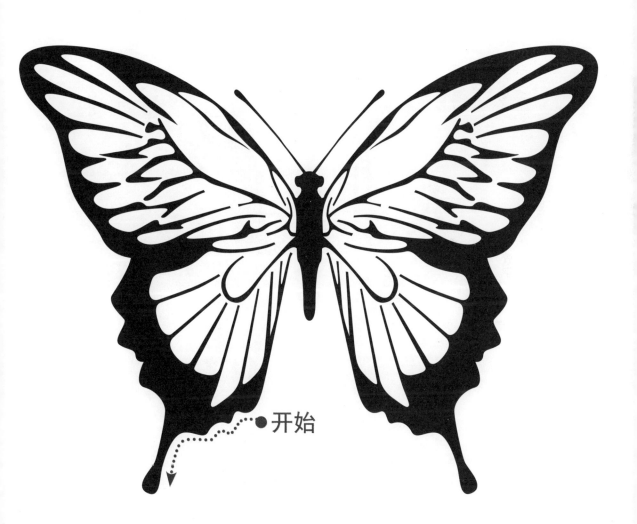

●开始

文字接龙 ❶

成语接龙

👁 以下 48 个汉字，按成语的固定搭配进行接龙。

龙 光 同 色 依 生 五 地
小 干 天 猜 张 净 无 取
两 马 共 相 鸟 龙 先 人
苦 人 水 短 后 望 小
喜 西 一 活 一 己
心 长 印 补 虎
东 心 甘 欢 十

文字接龙 ❷

字母接龙

👁 用单眼从 A 到 Z 按 26 个字母顺序接龙。

A D M X F

S J

K O H

P G Q C L

U T V

R W Z N

Y E I B

57

形状接龙 ❸

多角形接龙

 从三角形到十二角形（星形），按突角数
从少到多的顺序接龙。

注意!
用单眼做着试试

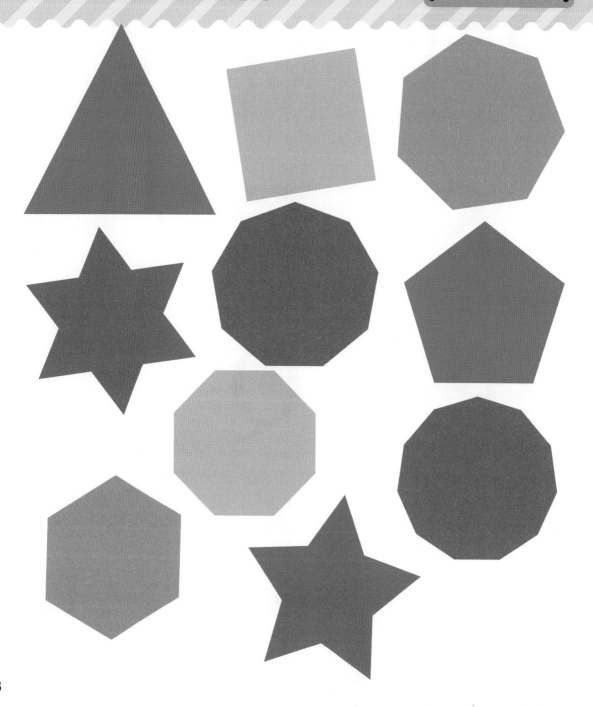

58

形状接龙 ❹
按花瓣数接龙
👁 用单眼按花瓣从少到多的顺序接龙。

注意!

用单眼做着试试

配对

谁钓到了鲨鱼？

🔍 谁钓到了鲨鱼（锤头鲨）？

🔍 大象钓到了什么呢？

注意！
单眼逐个地做

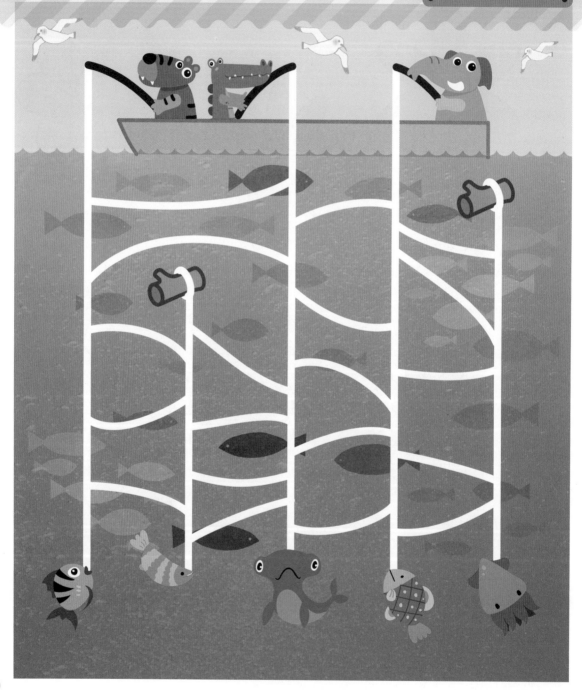

时间限制
3分钟

难度级别
★ ★ ★

配对 ❷
哪个房间入口?

🔍 从 1 到 5 都分别是谁的房间的入口呢？

注意!
单眼逐个地做

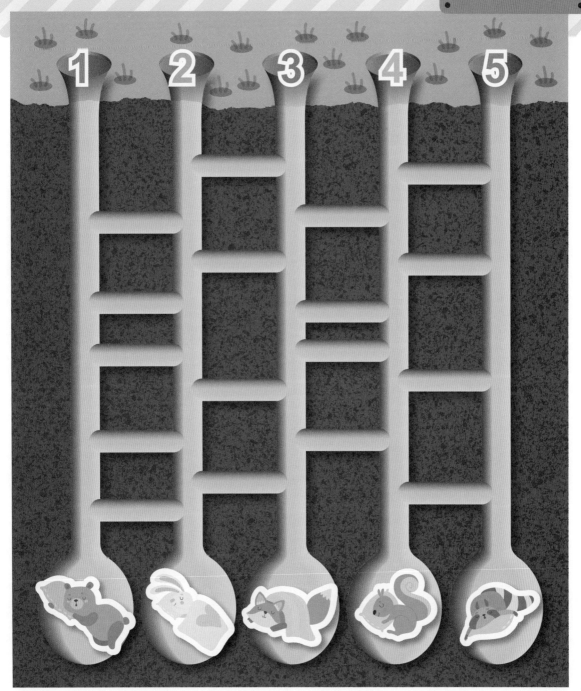

61

配对 ③

谁的气球呢？

🔍 星形 ★ 的气球是谁的呢？

🔍 兔子的气球是什么颜色的呢？

时间限制

3分钟

难度级别
★ ★ ★

注意!
单眼逐个地做

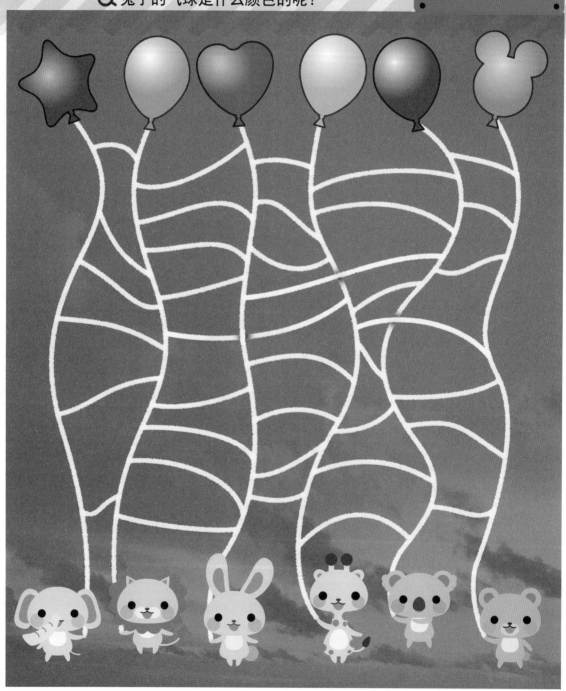

配对 ④

哪个灯亮了？

🔍 能亮的是几号灯泡？

🔍 亮不了的是几号灯泡？

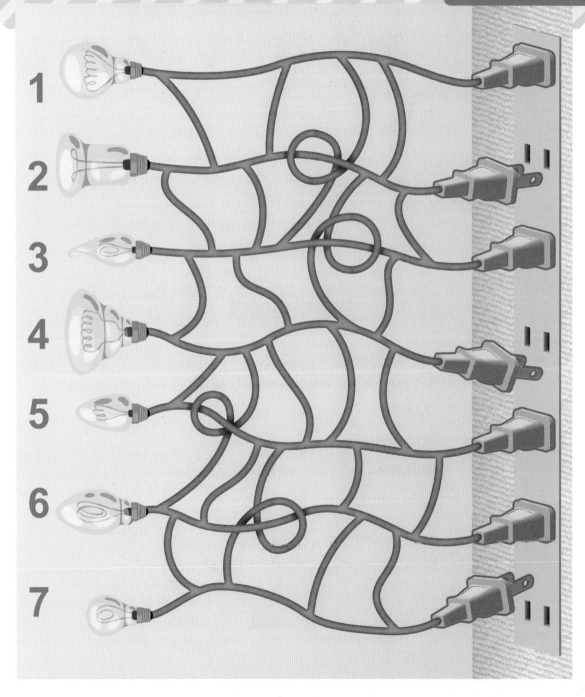

用纸杯线球游戏改善视力！

做纸杯线球

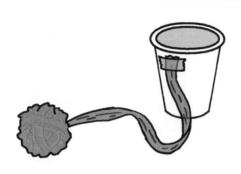

材料

纸杯······················ 1 个

纸（A4 大小的纸）·········· 1 张

塑料绳

透明胶带

用彩色纸做成球也可以。

如用红的或绿的颜色，能更好地吸引视线。

推荐使用彩色皱纹纸之类的纸张。

作法

❶ 剪 30cm 长的塑料绳。

❷ 用纸做成一个可以放入纸杯的圆筒，接缝处用透明胶带贴上。

❸ 塑料绳的一端用透明胶带粘在纸杯外侧，另一端和线球相连。

挑战纸杯线球

玩法

◆ 将线球往纸杯中投掷，这时眼睛追踪着球的轨迹。

◆ 分别按步骤 1、步骤 2 两种方法做，两种方法加起来做 10 分钟。

步骤 1

线球垂直向上投掷向杯口

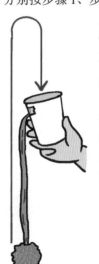

垂直向上的线球又被塑料绳拉回，并掉入杯子、眼睛追视着上下运动的线球。

步骤 2

用摆坠运动的方式投掷线球入杯

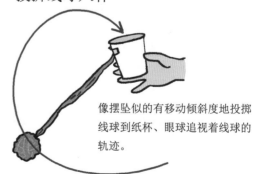

像摆坠似的有移动倾斜度地投掷线球到纸杯、眼球追视着线球的轨迹。

眼保健操

这个操要闭眼做	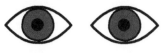 **1** 轻轻闭眼 直视前方

 ⇌ 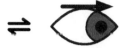 **2** 眼球左右
往返 9 次

 ⇌ 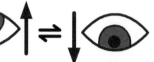 **3** 眼球上下
往返 9 次

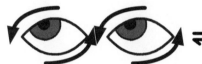 ⇌ 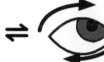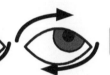 **4** 眼球逆时针转 9 次、
顺时针再转 9 次

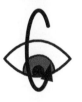 ⇌ 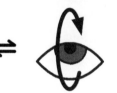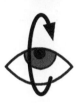 **5** 眼球如图示的方式
纵向旋转，从上后到下
后、再从下后到上后各
转 9 次

眼睛在向各个方向运动时可以加强血液循环！

●●●●●●●●●●●●●●●●●●●●●●●

眼保健操可以缓解因为过度使用眼睛而造成的肌肉僵硬，改善血液循环。

眼部的血液循环好了，肌肉和眼球会得到充分的氧元素和养分，进而提高眼的机能。

更可以改善视网膜和脑部连接的神经系统的血液循环，使脑部血流充足，改善大脑的活性。

严格按要求做眼部操，感觉眼部有轻微的疲劳为最佳（但如有疼痛或不适感，请立即停止）。可达到锻炼眼部肌肉、提高肌肉的弹性的作用。

眼保健操的注意点
☑ 每天做 1 次以上。
☑ 在闭眼、放松的状态下做。
☑ 每一个动作要缓慢地、有意识地去做。

击掌法

1 击掌 20 次，
再搓。

2 打开搓热的手盖在眼上
20 秒钟。

闭眼。
让眼睛正好在两手
的中心位置。

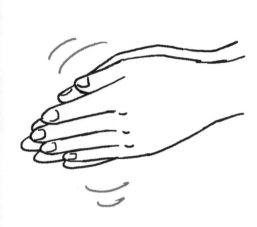

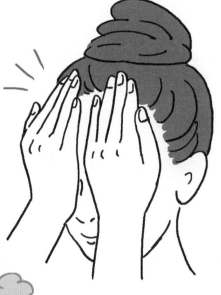

用热毛巾来代替这种击掌法，
也能得到很好的效果。

简单！
击掌温眼法

这也是使眼部温热、加强眼部血液循环、提高眼机能的方法。

这里介绍的"击掌法"只需将击掌搓合后的手轻放于眼部即可。击掌搓合后的温热手掌的覆盖使眼部处于黑暗状态，会缓解紧张的眼部肌肉、改善血液循环，从而达到改善眼疾的效果。

很多时候，我们在感觉眼部有疲劳感时，会用冷毛巾来敷，这种冰凉感可能会给人带来短暂的舒适，但请注意这样会使血液循环变差，造成眼部功能低下。

击掌法注意点

☑ 每天做 1 次以上。
☑ 手掌要轻柔地放在眼部。
☑ 一定注意不要压迫眼部。

穴位按摩法

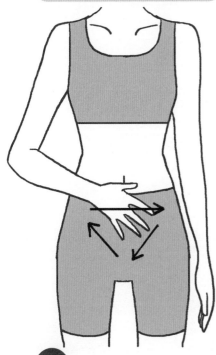

持续做 1 ~ 2 分钟。
如用暖水袋，因为有可能产生低温烧伤，所以不要直接接触皮肤。

各个手指搓 10 秒钟，以有略微的痛感为宜。

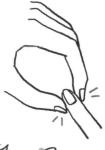

指尖穴位按压

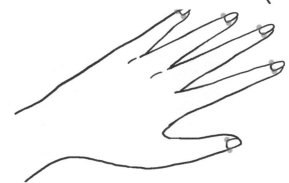

1 用手来温暖丹田穴。

2 在丹田穴的周围按照箭头的方向慢慢地抚摸。

用 1 只手的拇指和食指夹住指尖的两侧揉捏。
每天 2 ~ 3 回。

全身的血液循环加强了，也会改善眼部健康

按照中医学的理论，身体的各个部位都有穴位（经络），用针灸、按摩等来刺激穴位可达到调理身体的功效。

丹田位于肚脐下 4 指处，是大血管（动脉和静脉）交汇处。如上图所示，用手掌慢慢地揉捏丹田，使其变暖，就可以改善全身的血液循环。寒冷的季节，用热毛巾或用暖水袋放在丹田处也会非常好（注意不要烫伤）。

另外推荐指尖穴位的按压。指尖的周围有很多神经，有效地刺激这部分神经会使自律神经得到调整，进而使眼部肌肉更有效地工作，可以有效地预防干眼症。特别是小拇指指尖是心脏和肾脏调节神经的聚集处，经常揉会有好处。

保护视力的正确学习姿势

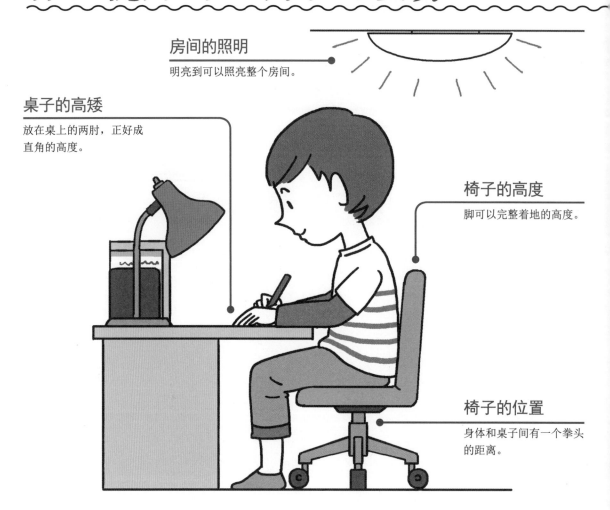

房间的照明
明亮到可以照亮整个房间。

桌子的高矮
放在桌上的两肘，正好成直角的高度。

椅子的高度
脚可以完整着地的高度。

椅子的位置
身体和桌子间有一个拳头的距离。

眼睛无负担，成绩会提高！

为防止视力变差和改善视力，最重要的是一般生活中的习惯。长期持续地保持对眼睛有害的生活习惯，再怎么训练也不会有效果，更有甚者会进一步恶化，进而影响到学业。

对眼睛不好的坏习惯，要从不良姿势说起。伏案时，需要注意以下几点。

桌子和椅子的高度

桌子的高度以两腕放在桌上，肘部的弯曲度为直角为宜。这种状态下，手指、肘、肩无负担。

椅子以腰部靠在椅背的状态下，脚可以全掌着地为宜。再有就是身体和桌子间要隔一个拳头的距离坐下为宜。

这些事也要注意

正确的握笔姿势

手指的位置

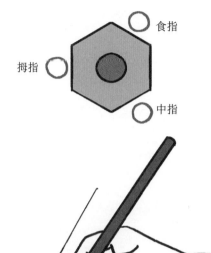

拇指、食指、中指三个手指轻握，稍有倾斜地写

电脑放在桌上的位置

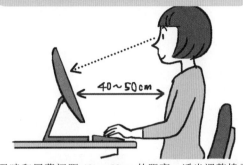

眼睛和屏幕间距 40 ～ 50cm 的距离，适当调整椅子的高度，使眼睛可以从上向下看屏幕。

避免一般生活状态中的不良姿势

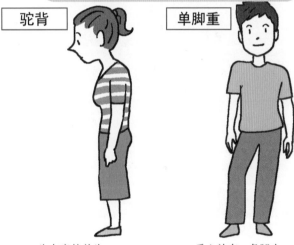

驼背
头在肩的前头。

单脚重
重心放在一条腿上。

电脑和眼的距离

　　在看电脑、书籍等时，应该与眼睛保持 40 ～ 50cm 的距离。

　　电脑显示器的位置应该设定在稍微向下看的位置为宜。如果把显示器设成要仰头看的话、必然使眼睛睁大，这样会造成眼睛干燥，增大得干眼症的可能性。

房间的光线

　　照明灯应该保证能照亮整个房间，这是基本要求。桌上的台灯应该摆放在握笔手的对面位置，使光线不要晃到眼睛。

间歇

　　正确的姿势很难维持太长时间。当很难保持正确姿势时，不要勉强，放松休息一会。

保护视力的运动和游戏

固定好记号，眼睛看着这个记号的同时推荐玩蹦床和跳绳。
如和大人一起去游戏中心的话，可以挑战一下"砸小人"和"空气人橄榄球"游戏。

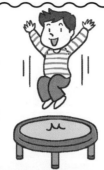

自己实操运动

因为乒乓球、网球的球小、运动速度快，眼睛追着球看可以锻炼眼肌。

在哪里都可以做的对眼睛有好处的游戏

在道路行驶的车中找 XXXX 车号、从奔跑的地铁窗中找 X 颜色指示牌等、利用运动着的物体让眼球动起来的游戏。

观看比赛

如能到足球、网球、篮球等尽可能多的竞技场地去观看比赛，能使眼睛有更大范围的运动。

京A

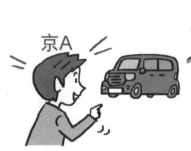

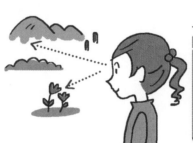

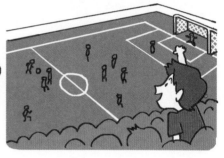

用体育运动和游戏来锻炼眼部肌肉

可以无意识地让眼睛扩大活动范围的体育活动和游戏是对眼睛有好处的。

如果参与体育活动的话，要数快速运动的球类像乒乓球、网球对眼睛有特别的好处。如是观战的话，推荐能让眼睛有大范围运动的足球、网球、篮球等。比起看电视来，在竞技场观看比赛会使视野更广阔，对眼睛更有好处。

近距离的游戏应数跳绳最合适了。就近的墙上做个记号，身体就是上下蹦跳也要一直看着墙上的记号。跳床也是如此。

如没有特别的游戏项目的话，在路上跑的车中找出事先想好的车牌号数字，也是对眼部的训练有效的游戏。

很多小孩都喜欢玩对眼睛没有好处的电视游戏和电子游戏，特别是玩小画面的电子设备，会非常限制视野。如果一定要玩电子游戏的话，要尽可能选择大画面的显示器。

智能设备和游戏的完美结合

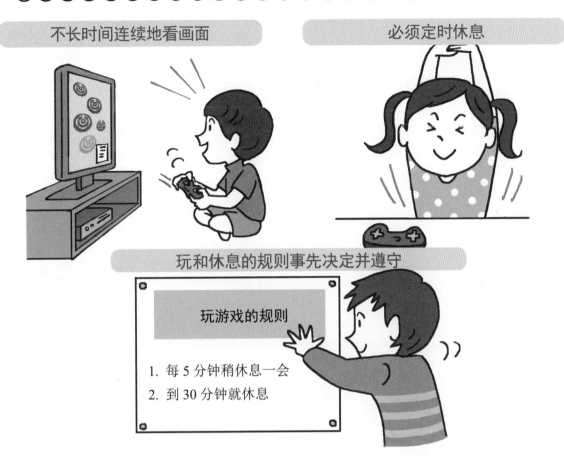

不长时间连续地看画面

必须定时休息

玩和休息的规则事先决定并遵守

玩游戏的规则

1. 每 5 分钟稍休息一会
2. 到 30 分钟就休息

规定时间内快乐的玩耍

用笔记本、台式电脑、智能设备上玩游戏时，即使是成人也会像在梦游似的忘记时间。

但是在笔记本、台式机、智能设备前连续操作时间长了，会造成视力低下、干眼症等，不仅对眼睛有非常不好的影响，也许还有可能对全身心造成坏的影响。

对因工作需要在电脑前长期操作的人来说，建议"不要连续超过 1 个小时""设置每隔 10 ～ 15 分钟休息一次的机制""即使在连续作业时也要设置休息 1 ～ 2 回的机制"等。

正在发育中的孩子更要特别注意。

关于"X 分钟算连续""操作了多少分钟必须休息"等，在家庭里明确使用时间和休息时间的规则，就可以做到既可以玩智能设备和游戏，也能保护眼睛和身心健康。

对眼睛有好处的食物

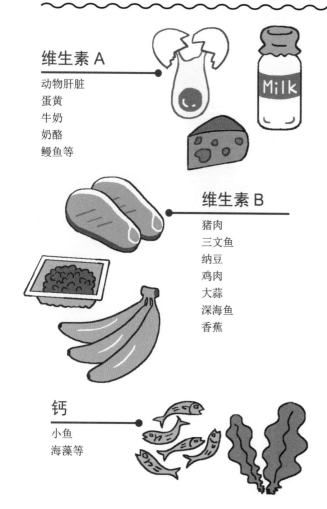

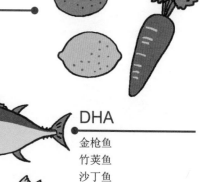

维生素 A
动物肝脏
蛋黄
牛奶
奶酪
鳗鱼等

维生素 C
橘子
柠檬
黄绿色蔬菜等

维生素 B
猪肉
三文鱼
纳豆
鸡肉
大蒜
深海鱼
香蕉

DHA
金枪鱼
竹荚鱼
沙丁鱼

叶黄素
菠菜
西兰花等

控制饮食量
油（多油食物）
糖（甜的饮料等）
冷饮（冰激凌等）

钙
小鱼
海藻等

摄取对眼睛有好处的营养

维生素 A

正像它被称为"眼的维生素"那样，对眼睛来说是非常重要的营养。它保护着眼角膜、视网膜、泪腺等，使它们可以正常工作。

维生素 B 群（B1、B2、B6）

B1、B2、B6 相互作用，提高了眼部的工作能力。但是它们比较容易在水中流失，为了防止清洗和加热时的流失，需要在加工食材时多多注意。

维生素 C

它可以保持晶状体的透明度、保护身体以防细菌的侵入。

DHA（二十二碳六烯酸）

它是视网膜需要的营养，可以保证眼到脑的信息传递更顺畅。

叶黄素

保护晶状体和视网膜免受紫外线的侵害，对视力的恢复和预防眼部疾病有效果。

钙

它是使睫状体肌肉有效伸缩必备的营养，如果不足就会使睫状体的调节不顺畅、聚焦能力减弱，最终造成视力下降。

对眼睛有好处的睡眠和洗浴

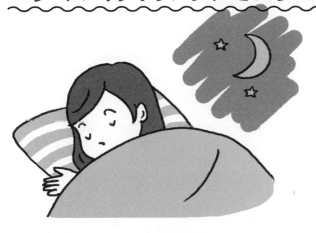

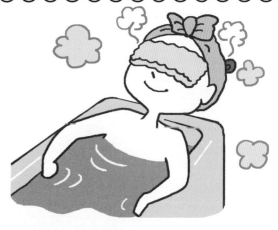

盆浴比淋浴要有效

热水的温度在 40 度左右最合适，
入浴时间 20 分钟左右，注意不要溺水。

保证充足的睡眠

为了在晚上 10 点进入熟睡状态，尽可能早地做好入
睡准备。保证充足的睡眠、沐浴朝阳，保持早睡早起
的生活习惯。

不当夜猫子
在浴缸中慢慢沐浴

和身体健康一样，为了眼部的健康，睡眠和盆浴非常重要。

首先，充足的睡眠是第一重要的。因为睁着眼睛时，负责眼睛聚焦的睫状肌一直不能收缩，所以为了保证它的休息，必须要有充足的睡眠。

在入睡前，尽可能避免使用笔记本、智能设备、电子游戏机等。因为来自液晶屏的射线也叫蓝光，对睡眠有抑制作用。

睡眠时间很重要。为了保持眼部健康，刺激成长荷尔蒙的分泌，晚上 10 点到凌晨 2 点能保持熟睡状态非常重要。

入浴时尽可能不要只淋浴，而要在浴缸中慢慢泡。泡澡能使全身变热、改善血液循环，还可以达到全身放松、促进睡眠的效果。

答案

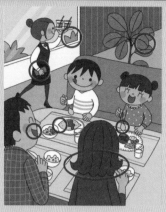

16页 找出餐厅的 7 个不同处

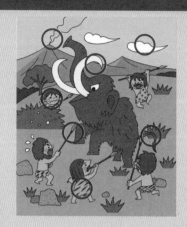

18页 找出原始时期的7个不同处

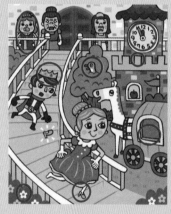

20页 找出灰姑娘的 8 个不同处

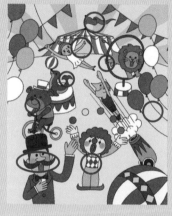

22页 找出马戏团的 8 个不同处

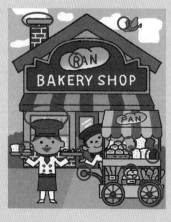

24页 找出面包房的 10个不同处

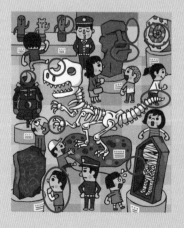

26页 找出博物馆的 10 个不同处

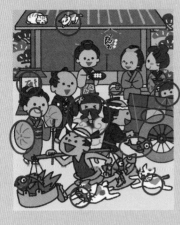

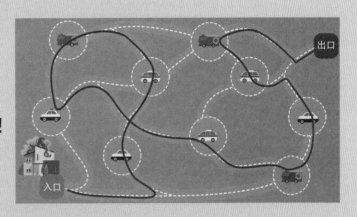

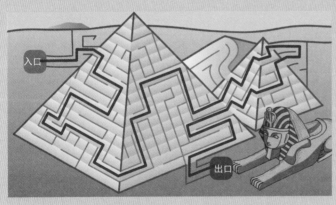

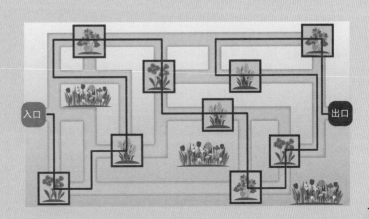

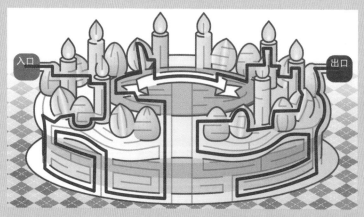

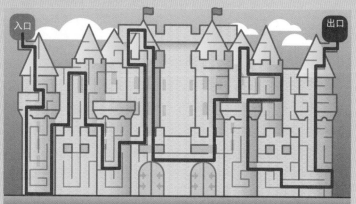

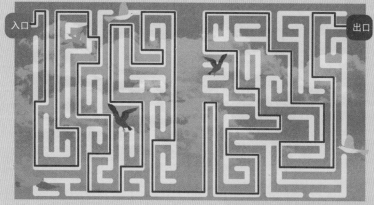

 ❀图案用 ○ 标识。

行星用 □ 标识。

宇宙人乘坐的飞行物用 △ 标识，共 8 架。

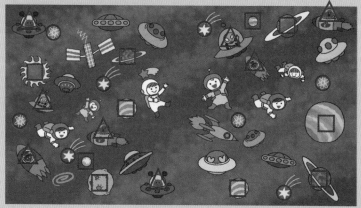

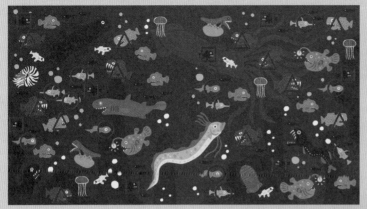

44页 在深海中寻找！

粉色、黄色深海鱼用 ◯ 标识。

红色、紫色、海蓝色深海鱼用 △ 标识。

茶色深海鱼用 ▢ 标识，共 8 条。

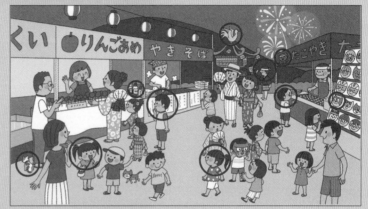

46页 在节日活动中寻找！

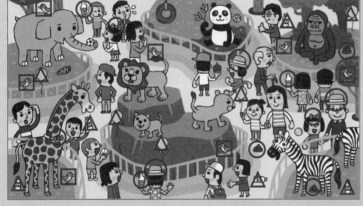

48页 在动物园中寻找！

蝴蝶结、冰激凌、帽子、动物粪便用 ◯ 标识。

气球、软饮料瓶用 △ 标识。

蓝鸟用 ▢ 标识，共 7 条。

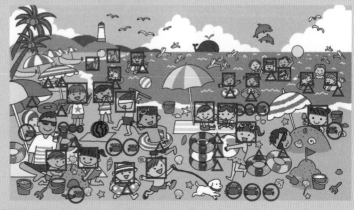

50页 在海边寻找！

螃蟹用 ◯ 标识。

救生圈用 △ 标识。

男孩和女孩用 ▢ 标识。

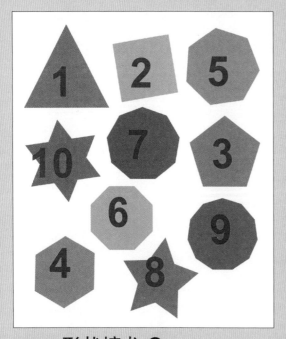

形状接龙 ❸
多角形接龙

58 页

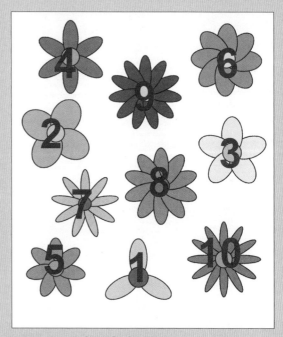

形状接龙 ❹
按花瓣数接龙

59 页

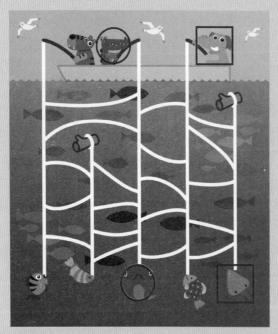

配对 ❶
谁钓到了鲨鱼？

60 页

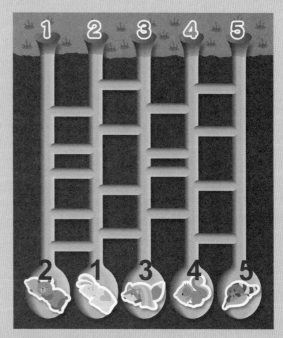

配对 ❷
哪个房间入口？

61 页

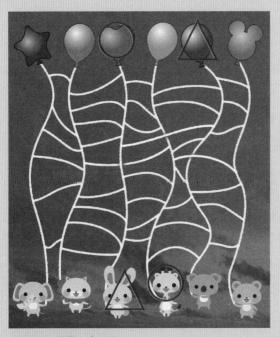

配对 ❸
62 页
谁的气球?

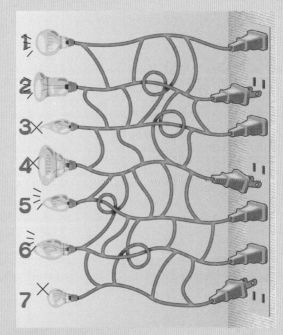

配对 ❹
63 页
哪个灯亮了?

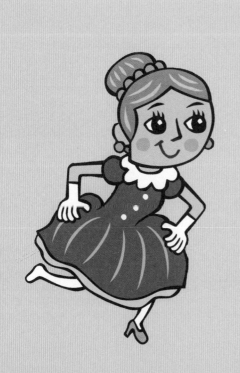

达到眼部运动的
目的了吗?

内 容 提 要

近距离、不改变方向以及持续特定部位的注视，造成了眼睛的晶状体的运动肌（也称眼肌）僵硬，使之收缩困难，导致焦点的调整也变得困难，这就是俗称的"假性近视"。这种"假性近视"可以通过运动锻炼眼部的肌肉，来使视力得到恢复。本书是一本实用的视力恢复保健书。它用迷宫、找不同、找图等游戏，使儿童在快乐中就能将过度玩游戏或者过度学习所造成的僵硬的眼肌恢复柔软，进而达到恢复视力的目的。

北京市版权局著作权合同登记号：图字 01-2020-4750

GANKAI GA KOAN 1-NICHI 3-PUN ASOBUDAKE!
KODOMO NO ME GA GUNGUN YOKUNARU TRAINING GAME
Supervised by Kazuhiro HONBE
Illustrations by Pipi ASABA, Ritsuko EDA, Kazuhiko NAKASAKO
Copyright © 2019 by Kazuhiro HONBE
All rights reserved.
First original Japanese edition published by PHP Institute, Inc., Japan.
Chinese translation rights arranged with PHP Institute, Inc., Japan.
through CREEK & RIVER CO.,LTD. and CREEK & RIVER SHANGHAI CO., Ltd.

图书在版编目（C I P）数据

每天3分钟，改善孩子视力的护眼游戏 / （日）本部千博编著 ； 韩建平译. -- 北京 ： 中国水利水电出版社，2021.5
　　ISBN 978-7-5170-9561-3

　　Ⅰ．①每… Ⅱ．①本… ②韩… Ⅲ．①儿童—视力保护 Ⅳ．①R779.7

中国版本图书馆CIP数据核字(2021)第080790号

策划编辑：庄晨　　责任编辑：陈洁　　封面设计：梁燕

书　　名	每天3分钟，改善孩子视力的护眼游戏 MEI TIAN 3 FENZHONG, GAISHAN HAIZI SHILI DE HUYAN YOUXI
作　　者	〔日〕本部千博 编著　韩建平 译
出版发行	中国水利水电出版社 （北京市海淀区玉渊潭南路 1 号 D 座 100038） 网址：www.waterpub.com.cn E-mail: mchannel@263.net（万水） 　　　　 sales@waterpub.com.cn 电话：(010) 68367658（营销中心）、82562819（万水）
经　　售	全国各地新华书店和相关出版物销售网点
排　　版	北京万水电子信息有限公司
印　　刷	雅迪云印（天津）科技有限公司
规　　格	184mm×240mm　16 开本　5 印张　59 千字
版　　次	2021 年 5 月第 1 版　2021 年 5 月第 1 次印刷
印　　数	0001 － 5000 册
定　　价	49.00 元

凡购买我社图书，如有缺页、倒页、脱页的，本社营销中心负责调换
版权所有·侵权必究